INSTRUCTION SANITAIRE

CONTRE LES

RAVAGES DU CHOLERA ASIATIQUE,

ET SUR

L'UTILITÉ DES CHLORURES DÉSINFECTANS

POUR EN ARRÊTER OU PRÉVENIR L'EXTENSION;

PAR X. DUJAC,

Pharmacien-Chimiste de l'École de Montpellier, Ex-Pharmacien des Hôpitaux de la Grande-Armée, Membre de la Société Royale de Médecine de Toulouse et de la Société Linnéenne de Paris, Membre du Comité temporaire de salubrité.

Ad extremos morbos extrema remedia exquisite optima.

Hipp., *Aphor.*

A Toulouse,

Chez Senac, Libraire, place Rouaix.

1832.

INSTRUCTION SANITAIRE

CONTRE LES

RAVAGES DU CHOLERA ASIATIQUE,

ET SUR

L'UTILITÉ DES CHLORURES DÉSINFECTANS

POUR EN ARRÊTER OU PRÉVENIR L'EXTENSION;

Par X. Dujac,

PHARMACIEN-CHIMISTE DE L'ÉCOLE DE MONTPELLIER, EX-PHARMACIEN
DES HÔPITAUX DE LA GRANDE-ARMÉE, MEMBRE DE LA SOCIÉTÉ
ROYALE DE MÉDECINE DE TOULOUSE ET DE LA SOCIÉTÉ LINNÉENNE
DE PARIS, MEMBRE DU COMITÉ TEMPORAIRE DE SALUBRITÉ.

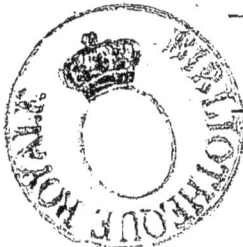

Ad extremos morbos extrema remedia exquisite optima.

HIPP., *Aphor.*

A TOULOUSE,

CHEZ SENAC, LIBRAIRE, PLACE ROUAIX.

1832.

On trouve chez l'Auteur tous les Chlorures désinfectans.

Place du Salin, à Toulouse.

Chlorure de chaux sec ,....... le demi kil. , » f 6o

Eau chlorurée , verre compris, la bouteille ,. » 5o

Chlorure de sodium liquide ,.. *id.* ,........ 1 »

Essence chlorurée et camphrée, le flacon ,.... 1 5o

Tapioka (aliment substantiel), le demi kil. , » 87

Tapioka à l'osmazôme ,....... *id* ,......... 1 5o

TOULOUSE , IMPRIMERIE DE BELLEGARRIGUE.
TOULOUSE , IMPRIMERIE DE BELLEGARRIGUE.

Instruction sanitaire

Contre les ravages du Cholera asiatique, et sur l'utilité des Chlorures désinfectans pour en arrêter ou prévenir l'extension.

DE LA TRANSMISSION DU CHOLERA ASIATIQUE.

Depuis quatre ans que le *Cholera-Morbus* répand la terreur dans toute l'Europe les médecins ont cherché à connaître le siège et la nature de cette maladie : leurs efforts n'ayant été couronnés d'aucun résultat certain, nous sommes contraints d'avouer que les diverses opinions émises à ce sujet laissent encore de l'incertitude dans la solution de ce problème important.

Parmi les causes de transmission du *Cholera*, les uns le considèrent comme épidémique, les autres ont reconnu qu'il était susceptible de se transmettre par voie d'infection : cette idée effrayante nous laisse sous le poids de cette pénible vérité, qu'un seul fait bien constaté suffit pour admettre la possibilité de la transmission par contagion ; et si parmi les praticiens qui ont observé le *Cholera* il en existe un seul qui puisse en citer un à son appui, il n'est pas douteux qu'une observation semblable ne soit suffisante pour démontrer que le *Cholera* est transmissible de toutes les manières.

La marche que suit le *Cholera* indique que cette maladie se communique de proche en proche ; elle attaque principalement les grandes cités, où les relations d'individus à individus et les rapports commerciaux sont plus fréquens, laissant après elle les villes intermédiaires. C'est ainsi, par exemple, que Moskow, Saint-Pétersbourg, Konisberg, Berlin, Varsovie, Vienne, Édimbourg, Londres, Paris, et maintenant Bordeaux, ont été atteintes successivement : chacune de ces grandes villes est devenue pour chaque localité un centre d'infection, qui s'est communiqué dans les villes environnantes. Tout le monde se rappelle que Paris fut atteint du *Cholera* avant que cette hideuse maladie n'eût pénétré dans les départemens voisins.

La marche des épidémies est différente ; leur caractère consiste à se manifester sur tous les points d'une contrée en même temps : la grippe, qui fut épidémique, se fit ressentir à Paris au même moment qu'elle exerçait son influence à Toulouse. L'extension du *Cholera* présente, au contraire, un caractère tout opposé : cette maladie se propage par sauts et par bonds. D'un autre côté, l'obser-vation nous apprend que, lorsque les épidémies sont restreintes dans une localité, cette localité peut devenir un foyer d'infection communiquable aux personnes qui y sont exposées : c'est ainsi qu'une dyssenterie épidémique peut devenir conta-gieuse lorsqu'elle est restreinte dans un hôpital. La campagne de 1813, où toute l'armée française fut sous l'influence de cette épidémie, nous fournit un triste exemple de cette vérité.

Laissant donc de côté toutes les théories, le magistrat et l'homme de l'art doivent se mettre en garde contre l'invasion du *Cholera*, et se servir de toutes les ressources que lui offrent les sciences naturelles et l'art prophylactique pour en arrêter les progrès.

Le *Cholera* attaque à l'improviste, et détruit souvent des familles entières, sans distinction d'âge, ni de sexe. Les symptômes se succèdent si rapi-dement, que le malade ne distingue pas la période du froid de celle de la chaleur, malgré qu'il soit glacé à l'extérieur, et dévoré d'une chaleur brûlante à l'intérieur ; la circulation du sang se ralentit à défaut de chaleur vitale, qui paraît se concentrer dans la région du bas-ventre ; la respiration devient insensible, les autres fonctions sont supprimées ; la peau devient bleue, livide, noirâtre et ridée, principalement aux pieds et aux mains ; toutes les

humeurs aqueuses qui entretiennent la fraîcheur
et l'embonpoint se dissipent par les déjections ;
le serum du sang se sépare et subit le sort des
autres humeurs aqueuses ; le malade présente en
peu de temps l'aspect d'un cadavre desséché. Le
Cholera est un volcan dont l'explosion laisse pour
long-temps des traces du feu qui le dévore.

La couleur noirâtre de la peau annonce la stag-
nation du sang dans les veines à défaut de chaleur
vitale ; le refroidissement cadavérique à l'extérieur
et la chaleur fatigante que ressent le malade à l'intérieur indique que la chaleur vitale se concentre
dans la région hypogastrique ; la sécheresse de la
fibre et la maigreur du corps, qui sont la suite de
cette concentration de chaleur au-dedans, sans
qu'on puisse lui assigner une cause connue, nous
fait voir que la chaleur, en se développant d'une
manière excessive, donne lieu aux borborygmes,
aux évacuations alvines, qui augmentent l'intensité
du mal, et, enfin, aux convulsions violentes par la
perte de l'humidité radicale qui s'écoule aussi par
les déjections.

DES CAUSES PRÉDISPOSANTES DU CHOLERA.

Parmi les causes prédisposantes du *Cholera* il en existe de générales qui échappent à l'observateur et à tous les moyens d'investigation ; d'autres, au contraire, que nous nommons secondaires, peuvent être appréciées par nos instrumens : de ce nombre sont l'humidité, la sécheresse et l'électricité ; ainsi, quelle que soit la nature de cette cause première, son existence n'en est pas moins réelle comme cause d'effets certains, dont on peut apprécier les rapports et déterminer les résultats. En effet, quand on jette un coup-d'œil sur les circonstances qui développent l'épidémie cholérique, nous voyons que l'humidité, les transitions subites de température, la chaleur humide, la malpropreté, les demeures étroites, humides, encombrées, et mal aérées, sont les circonstances qui favorisent la marche désastreuse de cette épidémie : l'appréciation exacte de tous ces phénomènes peut fournir, par conséquent, les moyens d'en prévenir ou diminuer l'extension.

Je ne m'occuperai dans ce paragraphe que de

l'humidité, parce qu'elle se rattache plus parti-
lièrement aux phénomènes cholériques, et comme
cause constante de certains effets dont il serait fort
difficile de révoquer l'existence(*), laissant à d'autres
le soin d'apprécier les rapports qui existent entre
l'électricité animale et l'électricité atmosphérique.
Ce sujet n'ayant pas été étudié avec toute l'attention
qu'il mérite, je me contenterai de dire que l'électricité joue un grand rôle dans les phénomènes
de la vie, et que les corps vivans sont soumis aux
mêmes influences électriques et calorifiques que
tous les autres corps de la nature. Le docteur Ure
a décrit avec la précision mathématique qui distingue les travaux de ce savant une série de faits
qu'on aurait de la peine à croire, si on n'avait la
faculté de les reproduire à volonté. Ritter, de
son côté, a démontré « que l'électricité positive
» excite les fonctions vitales, l'électricité négative
» les atténue ; le pouls mis en contact avec le
» pôle positif acquiert de la force, et faiblit s'il
» est, au contraire, placé sous l'influence du pôle
» négatif : dans le premier cas, la chaleur est
» augmentée ; dans le second, il y a sensation de
» froid ». Le docteur Williams Philip a démontré
aussi, par des recherches très-ingénieuses, que

(*) Les recherches de M. Humbold sur l'humidité de l'atmosphère, faites à Berlin pendant l'épidémie, viennent à l'appui
de cette opinion.

quand un nerf était divisé de manière à intercepter la transmission de son action on pouvait substituer à sa place un appareil galvanique; ce qui démontre l'influence de l'électricité sur le système nerveux, et que, par conséquent, il est à regretter qu'on n'ait pas donné à cette recherche toute l'extension qu'elle est susceptible d'acquérir.

L'accroissement de l'humidité rend l'air meilleur conducteur du calorique : cette humidité, en raison de sa faculté conductrice, détermine à la surface de la peau une sensation de froid par la condensation de la matière aqueuse de la transpiration ; ce refroidissement est toujours suivi d'une sensation de chaleur à l'intérieur plus forte que ne l'indique l'état thermométrique : ce résultat s'accorde avec certaines observations qui prouvent que l'air sec privé d'humidité facilite la transpiration par la propriété qu'il a de se charger plus promptement de toutes les vapeurs aqueuses (*). D'un autre côté, d'autres observations, rapportées par le docteur Schmidt Mayer, indiquent que les

(*) Il faut se rappeler que l'atmosphère ne contient dans aucun temps autant d'humidité que lorsque la température est plus élevée et la pression barométrique plus forte, c'est-à-dire avant qu'après la pluie. Malgré que l'humidité ne soit pas appréciable dans une pareille circonstance, elle peut se changer, néanmoins, en vapeurs visibles lorsque le froid vient à la condenser, ou lorsque l'air, surchargé de cette humidité, ne peut plus en dissoudre.

vents chauds de la côte septentrionale de l'Afrique, et qui ont perdu toute l'humidité en traversant les sables brûlans du désert, mettent fin à toutes les épidémies.

Sous ce rapport il n'est pas douteux que l'humidité de l'air n'exerce une influence bien caractérisée sur la constitution de l'atmosphère et sur le corps humain. L'expérience nous apprend qu'une atmosphère humide arrête la transpiration insensible, par la raison qu'étant déjà saturée de cette humidité elle ne peut plus en emporter le produit; la chaleur vitale, ne pouvant plus se dissiper par la voie de la transpiration, se concentre dans l'intérieur, et y détermine les perturbations dont les effets morbifiques précèdent l'invasion du *Cholera*.

Il est, d'ailleurs, bon de dire qu'une atmosphère saturée d'humidité s'oppose au dégagement des émanations gazeuses; de telle manière que les foyers d'infection et les fosses d'aisance exhalent une odeur infecte qui saisit plus fortement l'odorat avant qu'après la pluie, et que, par conséquent, toutes les émanations qui se dégagent du sein d'une grande ville forment autour d'elle une atmosphère insalubre qui doit nécessairement favoriser le développement des maladies épidémiques. On sait que les êtres vivans forcés de vivre dans un air renfermé contractent, par le contact des miasmes qui se forment autour d'eux, des maladies contagieuses qu'ils n'éprouveraient pas sans cela.

L'appréciation de pareils phénomènes nous fait voir, malgré que l'eudiométrie ne soit pas assez avancée pour constater la présence des principes épidémiques dans l'atmosphère, que l'homme de l'art doit mettre en pratique toutes les ressources que lui présentent les sciences naturelles pour en corriger l'insalubrité.

La connaissance des propriétés chimiques des corps peut nous fournir quelques moyens de salubrité, au nombre desquels nous mettrons en première ligne la chaleur artificielle et les agens propres à absorber l'humidité : la chaleur artificielle doit être mise en usage pour entretenir dans les habitations une température uniforme ; les doubles volets et les doubles portes ont aussi l'avantage d'entretenir dans les appartemens une température constante, et d'empêcher le rayonnement de la chaleur thermométrique. Le charbon en poudre desséché dans des vases clos et le gruau grillé ont la propriété d'absorber les miasmes et l'humidité ; les vêtemeus de laine, en raison de leur faculté peu conductrice de la chaleur, sont très-propres à prévenir la suppression de la transpiration, en mettant le corps à l'abri des transitions subites du froid au chaud. Ces moyens prophylactiques, dont l'application n'entraîne aucun inconvénient, peuvent être mis en usage en tout temps et en tous lieux.

DE L'UTILITÉ

DES CHLORURES DÉSINFECTANS

POUR PRÉVENIR L'EXTENSION DU CHOLERA ASIATIQUE.

———

LES nombreuses expériences faites à diverses époques sur les propriétés désinfectantes du chlore ne laissent plus aucun doute sur l'utilité des chlorures comme moyens préservatifs des maladies épidémiques et contagieuses ; cette vérité, constatée par des faits exacts, a trouvé de nos jours des détracteurs, qui ont élevé sur leur efficacité les objections suivantes : ils ont prétendu, 1.º que le chlore ne décomposait pas les miasmes, ou principes propagateurs du *Cholera*, dont la nature est inconnue ; 2.º que le gaz chlorique s'opposait au renouvellement de l'air atmosphérique ; 3.º que le chlore était nuisible à la santé. Mais l'expérience, plus concluante que l'esprit de système, ne permettra pas que la science prophylactique soit ramenée aux erremens de la médecine expectante, en bornant les mesures sanitaires à quelques préceptes hygiéniques : heureusement ces assertions n'étant appuyées par aucun nom respectable, il sera facile d'en signaler l'inexactitude.

La première objection, que le chlore n'agit pas sur les principes propagateurs du *Cholera* est fondée sur les expériences de M. Gay-Lussac. Ce savant chimiste a démontré que l'air contenu dans les salles des cholériques fournissait les mêmes proportions d'oxigène que l'air extérieur : cette expérience, exacte en elle-même, n'est pas applicable au cas qui nous occupe ; elle ne peut rien prouver, quant à l'absence ou à la présence des miasmes incoercibles : la chimie ne connaît aucun moyen pour constater leur présence dans l'atmosphère.

L'expérience nous apprend que l'oxigène et l'azote sont combinés en proportions définies dans l'air atmosphérique ; que l'on trouve toujours les mêmes proportions, soit qu'on le prenne dans les hautes régions, ou bien dans les salles de rassemblement, où l'oxigène est *censé* absorbé par la respiration : les eudiomètres qui servent à déterminer ces proportions sont composés de substances qui ont de l'action sur l'oxigène, sans en avoir pour cela sur les principes miasmatiques, malgré que leur présence dans l'atmosphère y soit généralement admise de la même manière que le calorique et le fluide électrique ; d'où il résulte que la pureté et la salubrité de l'atmosphère tiennent à d'autres causes qui ne dépendent pas de la proportion de ses élémens.

Il est reconnu aujourd'hui que le gaz chlorique décompose les émanations animales qui contiennent de l'hydrogène, pour lequel il a une grande affi-

nité ; dissipe les miasmes , quelle que soit leur nature, par le développement de la chaleur qui résulte
de sa condensation; détruit toutes les émanations qui
s'échappent du corps humain par la transpiration ,
et tous les principes miasmatiques , en absorbant
l'humidité, qui leur sert de véhicule : d'après cela,
il est certain qu'on n'a pas besoin de reconnaître la
nature du principe épidémique, ni , même , sa
présence dans l'atmosphère, pour constater l'efficacité du gaz chlorique en pareil cas.

La seconde objection, celle que le chlore s'oppose
au renouvellement de l'air atmosphérique , n'est
pas mieux fondée que la première, parce que l'expérience démontre qu'un volume de gaz chlorique
déplace un volume d'air atmosphérique égal au
sien; ce gaz ne peut s'introduire dans un milieu
quelconque qu'à cette condition : d'un autre côté ,
le gaz chlorique possède la propriété de se condenser ; cette condensation détermine un vide qui est
rempli immédiatement par l'air , et qui , au lieu
de s'opposer à son renouvellement, est, au contraire , un des meilleurs moyens de purification
que possède l'art chimique.

Il me reste maintenant à examiner si l'application
du chlore à l'hygienne publique peut devenir nuisible à la santé.

Dans un mémoire que j'ai présenté à ce sujet à
la Société royale de médecine , dans sa séance du
1.er août dernier, sur la préparation et l'utilité des

chlorures désinfectans, je me suis attaché à démontrer que leur application à l'hygiène publique ne pouvait exercer aucune influence dangereuse sur la santé, lorsque le chlore était pur, et exempt d'acide sulfureux. Les bornes de cet ouvrage ne me permettant pas d'entrer dans aucun détail, je me contenterai d'exposer les rapports atomistiques que présentent les matériaux gazeux que le chlore peut contenir, lorsque l'opération n'a pas été bien conduite, et l'on verra qu'il existe des circonstances où les proportions atomistiques décèlent l'état où se trouve le chlore dans les fumigations guitoniennes.

Chlore gazeux pur, ... $= 36$
Acide hydro-chlorique, ... $36 + 1 = 37$
Eau pure, ... $1 + 8 = 9$
Oxigène, ... $= 8$
Péroxide de manganèse, $28 + 8 + 8 + 8 = 52$
Acide sulfureux, ... $16 + 8 + 8 = 32$

Ce diagramme représente trois atomes d'oxigène pour un de métal dans le péroxide de manganèse, un atome d'hydrogène et un d'oxigène dans l'eau, un atome de chlore et un d'hydrogène dans l'acide hydro-chlorique : d'après cela, il est évident que les trois atomes d'oxigène contenus dans le péroxide de manganèse exigent pour se convertir en eau trois atomes d'hydrogène : de là il résulte que les proportions de ce péroxide doivent être en rapport constant avec l'hydrogène de l'acide hydro-chlorique, avantage que ne présentent pas tous les manganèses du commerce.

Deux volumes de fumigations guitoniennes, lorsque les proportions atomistiques ne sont pas exactes, peuvent se représenter de la manière suivante :

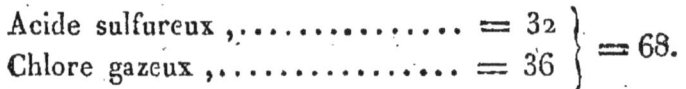

$$\left.\begin{array}{l} \text{Acide sulfureux} \ldots\ldots\ldots\ldots\ldots = 32 \\ \text{Chlore gazeux} \ldots\ldots\ldots\ldots\ldots\ldots = 36 \end{array}\right\} = 68.$$

De tous les chlorures, le chlorure de chaux mérite la préférence dans les applications hygiéniques, parce qu'un kilogramme de chaux peut absorber trente litres de chlore, terme moyen, et le laisser dégager insensiblement ; sa conservation est facile, avantage que ne possèdent pas les chlorures de potasse et de soude, qui se changent, en certains cas, en chlorates et en hydro-chlorates.

Le chlorure de chaux neutre laisse dégager le chlore avec le concours de l'acide carbonique de l'air atmosphérique d'une manière insensible, avantage qui rend son effet durable et de facile application : dissous dans l'eau, il fournit de l'oxigène, à l'aide de la chaleur, avantage dont on peut tirer parti dans la thérapeutique pour ranimer l'énergie vitale.

Le chlorure de chaux s'emploie à l'état sec et à l'état liquide : à l'état sec il sert à désinfecter les foyers permanens d'infection, les hôpitaux, les infirmeries, les salles de rassemblement et les ateliers où l'on exploite les matières animales, en le
répandant

répandant sur des assiettes. On se sert aussi de ce chlorure pour l'extraction du gaz chlorique dans les fumigations, à l'aide de l'acide sulfurique affaibli de la manière que nous indiquerons plus bas. Les fumigations sont principalement employées pour purifier les habits, les marchandises, les laines, plumes et cotons, les lazarets, les appartemens infectés, et les hospices, où règne une épidémie quelconque ; par-tout ailleurs on fait usage du chlorure de chaux liquide : son effet n'est pas aussi durable que le chlorure de chaux sec ; mais il est suffisant lorsque la cause de l'infection n'est que passagère, notamment pour le lavage des réservoirs et baquets urinaires, des ustensiles et tinettes des vidangeurs, des vases de nuit, et des meubles ; mais comme l'usage de ce chlorure liquide offre quelques inconvéniens, le Conseil de salubrité de Paris a substitué à ce chlorure l'eau chlorurée, qu'on emploie aux mêmes usages, ainsi qu'à l'arrosage des foyers d'infection, et pour entretenir la salubrité des habitations, lorsqu'elles ne sont pas encore infectées.

L'eau chlorurée se prépare avec un kilogramme de chlorure de chaux sec, qu'on delaie avec vingt litres d'eau : on introduit ce mélange dans un vase approprié ; on agite, on laisse déposer, et on tire à clair par décantation : l'eau chlorurée doit se conserver dans des bouteilles de verre noir, à l'abri de la lumière.

Un litre d'eau chlorurée, préparée avec du chlorure de chaux qui contiendrait vingt litres de chlore par kilogramme, peut fournir un litre de chlore environ ; ce titre est suffisant pour les cas ordinaires de salubrité : le praticien peut en augmenter ou diminuer la quantité, en augmentant ou en diminuant les proportions de l'eau chlorurée ; ainsi modifiée, son application hygiénique ne peut jamais être nuisible.

Pour reconnaître la quantité de chlore contenue dans un chlorure, on prend pour unité de force décolorante, à l'exemple de Welter, un litre de chlore pur sans humidité, à la température de 6°, et sous la pression barométrique de $0^m 7o$: ce litre de chlore décolore dix fois son volume de teinture d'épreuve ; de manière qu'un kilogramme de chlorure de chaux qui contiendrait dix litres de chlore doit décolorer cent litres de teinture d'épreuve, graduation qu'on peut diviser en dixièmes et en centièmes, pour obtenir des évaluations moindres : par ce moyen on peut reconnaître les plus petites portions de chlore contenues dans un chlorure, parce que les chlorures, et notamment le chlorure de chaux, décolorent une quantité de teinture d'épreuve toujours proportionnelle à la quantité de chlore qu'ils contiennent.

Le chlore, en passant à travers la chaux, s'épure ; il abandonne l'acide sulfureux et l'acide hydro-chlorique, quand il en contient ; dégagé du chlorure

de chaux par le concours de l'acide sulfurique affaibli et recueilli sous le récipient hydro-pneumatique,
il perd un peu de sa teinte jaunâtre et de son odeur
suffocante, qu'il doit presque toujours à l'acide sulfureux : l'impression qu'il détermine sur les organes
de la respiration est moins vive ; on dirait qu'il a
acquis des propriétés bienfaisantes : dans cet état
il présente beaucoup d'analogie avec l'oxigène, et
peut se respirer jusqu'à un certain point sans danger. Ainsi purifié, le gaz chlorique est administré
dans la phthisie pulmonaire.

Le dégagement du chlore opéré par le concours
de l'acide carbonique et de l'air atmosphérique est si
peu sensible, et en même temps il est absorbé par
les émanations animales avec tant de promptitude,
que les personnes exposées à ce dégagement n'en
ressentent aucune influence : sous ce rapport, le
gaz chlorique exempt d'acide sulfureux est un bien-
fait de l'art chimique. Il ne me reste plus maintenant, pour compléter ma tâche à ce sujet, qu'à
signaler les chimistes, les médecins et pharma-
ciens qui se sont occupés avec succès de l'application du chlore à l'assainissement.

Parmi les savans qui ont constaté l'efficacité du
chlore dans les maladies épidémiques et contagieuses, nous citerons en première ligne Guiton-Morvau,
Lisfrank, Mazuyer, Fourcroy, Chamseru, Roux,
Cruikshank de Voolwich, Vauquelin, Parmen-
tier, Rollo, le préfet Costaz dans les prisons de

Coutances ; Manthey , de Copenhague ; Mojon ,
de Gênes ; Desgenettes , Percy , Larrey , Pfaff ,
Laudibert , Hebréard , Labarraque , Chevalier ,
etc. , etc.

L'efficacité des chlorures se déduit , par conséquent , d'une foule d'expériences auxquelles les
plus hautes capacités se sont associées ; néanmoins ,
il est utile de dire qu'on ne peut pas considérer
le chlore , ni les chlorures , comme le préservatif
de telle ou telle maladie épidémique ; il y aurait
de la témérité à lui accorder une spécialité qu'il
n'a pas ; mais , comme moyen de salubrité , il y
aurait aussi de l'ingratitude à lui refuser des propriétés désinfectantes et préservatrices , qu'aucune
substance connue de nos jours ne possède au
même degré. Sous ce rapport on peut envisager
le chlore et les chlorures comme le préservatif des
maladies épidémiques et contagieuses , dans ce sens ,
qu'il détruit les émanations qui s'échappent d'un
foyer quelconque d'infection , corrige l'insalubrité
de l'air , en se condensant , dissipe les mauvaises
odeurs , et agit plus puissamment sur les émanations animales , et sur les humeurs de la transpiration , qu'il décompose , en s'emparant de l'hydrogène , et en absorbant l'humidité qui leur sert de
véhicule.

Toutes ces considérations , fondées sur l'expérience , prouvent que les chlorures , lorsqu'ils sont
employés selon les règles de l'art , n'offrent aucun
inconvénient dans leur application prophylactique.

DES MESURES SANITAIRES
APPLICABLES A L'HYGIÈNE PUBLIQUE.

Le magistrat doit surveiller les approches du *Cholera*, et prendre à l'avance les mesures nécessaires pour protéger la population contre les ravages de cette épidémie ; sa surveillance doit, aussi, se porter sur les malveillans qui exploitent la crédulité publique, en répandant des bruits alarmans : rien ne calme tant une population effrayée que la confiance que lui inspirent ses supérieurs, et la certitude qu'on s'occupe de sa conservation.

Le *Cholera* ne respecte, ni le rang, ni la fortune, ni l'âge, ni le sexe ; sa faux meurtrière moissonne les sommités sociales, aussi bien que l'humilité plébéienne ; sa fureur s'étend d'un bout du monde à l'autre, sans respecter, ni les saisons, ni les climats. C'est une erreur de croire que cette terrible maladie ne dépasse pas certaine latitude ; par conséquent, tous les citoyens sans distinction doivent concourir, selon leurs moyens, à en arrêter les progrès : c'est en les éclairant sur leurs devoirs que les mesures sanitaires prises par l'autorité peuvent devenir efficaces. Chaque propriétaire, de son côté, doit mettre

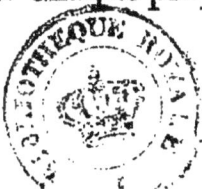

en usage toutes les mesures que lui prescrivent les conseils sanitaires ; son devoir principal est de remplir sa tâche dans son intérêt particulier, et ses devoirs sociaux le rendrait responsable à l'égard de son voisin de sa négligence, s'il venait à encourir le blâme de ses concitoyens.

L'autorité, de son côté, doit remplir sa tâche, en protégeant les individus sans distinction, et contribuer, par sa présence, toujours active, à réveiller le moral et l'énergie de ses administrés. Je vais indiquer aux uns et aux autres les moyens prophylactiques que nous prescrivent les sciences physiques pour arrêter les ravages de l'épidémie, laissant au médecin le soin de diriger sa marche, et l'emploi des moyens curatifs.

Le conseil sanitaire présente l'avantage d'être un centre d'action, où toutes les mesures sanitaires peuvent être coordonnées avec fruit ; néanmoins, ce conseil ne doit pas être exclusif, sur-tout dans les grandes villes, où l'intrigue fait souvent le mérite des individus. Le magistrat doit ouvrir la carrière à toutes les intelligences : c'est dans les grandes calamités publiques que les hommes se mettent à leur place. Le sort d'une population peut dépendre d'un système d'opérations bien coordonnées : Hippocrate, par l'influence seule de son génie, délivra la population d'Athènes des ravages de la peste.

Le conseil sanitaire, sous l'égide du premier magistrat, s'occupera, d'abord, de réveiller l'éner-

gie des habitans , en instituant une commission
chargée de décerner des récompenses honorifiques
aux personnes qui , pendant les ravages de l'épidémie , auraient le mieux mérité de la reconnais-
sance publique : une autre commission , composée
d'hommes probes et désintéressés , sera occupée
spécialement de dresser des listes de souscription,
où chaque propriétaire aisé sera invité à déposer
son offrande.

Ces premières dispositions établies, on s'occupera
d'organiser les hospices temporaires, les infirmeries,
les salles de rechange , et les ambulances, dans
les lieux exposés au grand air, et éloignés de toute
habitation. Une compagnie d'infirmiers sédentaire
sera organisée en temps opportun pour le service
de l'intérieur des hospices ; une autre compagnie
d'infirmiers ambulante sera destinée à porter des
secours à domicile , et transporter les cholériques
dans les infirmeries ; les enterremens seront faits
sans bruit, et avec les précautions usitées en pareil
cas.

La misère et la mauvaise nourriture étant au
nombre des causes prédisposantes du *Cholera ,*
l'autorité fera défendre la vente des fruits verts :
les alimens et les boissons seront aussi l'objet d'une
minutieuse surveillance ; la vente du sel de cuisine
provenant de la première cuite des nitrières sera
expressément défendue. La diarrhée, qui est ordinairement la suite d'une mauvaise nourriture, est

aussi le prélude du *Cholera*; il faut, par conséquent, prendre les précautions nécessaires pour
arrêter et prévenir cet accident : la vente des pas-
tillages et bonbons colorés en bleu et vert, rouge
et jaune, sera interdite. Le cinabre, le bleu de
Prusse, le curcuma et l'indigo, servent ordinairement à colorer les pastilles que vendent les colpor-
teurs à vil prix ; ces substances sont nuisibles à la
santé, et l'usage pernicieux en temps d'épidémie.
Le peuple rattache depuis quelque temps à la distribution de ces objets d'agrément des idées d'em-
poisonnement, qu'il ne faut pas laisser propager.

Lorsque le *Cholera sporadique* se sera manifesté
dans les départemens voisins, l'autorité s'occupera
de mettre en pratique les moyens prescrits par le
conseil sanitaire, et n'attendra pas l'invasion de la
maladie.

La propreté des rues sera l'objet d'une surveillance particulière : les immondices et les ordures seront enlevées tous les jours ; les établissemens
publics, les abattoirs, les boucheries, les halles
au poisson, seront blanchis avec les sous-chlo-
rures de chaux, et arrosées chaque jour avec l'eau
chlorurée ; les réservoirs et baquets urinaires seront
aussi nettoyés et lavés de la même manière ;
le vidage en sera fait hors ville. L'assainissement
des latrines publiques se fera de la manière suivante : on introduira dans la fosse d'aisance quinze
livres de chaux vive, qu'on mélangera prompte-

ment avec la matière à l'aide d'un ringard assez
long pour atteindre le fond de la fosse : cette
opération terminée, on délayera deux kilogrammes
de chlorure de chaux sec dans un seau d'eau commune, qu'on jettera immédiatement dans la fosse,
en ayant soin d'agiter la matière avec le même
ringard pendant un quart d'heure : ce moyen doit
être mis en usage avant et après le vidage de la
fosse. Darcet est aussi parvenu à dissiper les odeurs
ammoniacales des latrines et des baquets urinaires
à l'aide de l'alun en poudre. Ces mesures sanitaires doivent être mises en usage en tout temps,
et principalement pendant toute la durée d'une
épidémie quelconque.

Quand on se rend compte de toutes les émanations infectes qui se dégagent du sein d'une grande
cité, et qui forment autour d'elle une atmosphère
insalubre, on ne saurait trop recommander l'emploi des moyens sanitaires proportionnés à l'intensité de l'infection : sous ce rapport, cette intensité
pouvant s'augmenter tous les jours par les déjections des individus atteints de l'épidémie régnante,
et de tous les foyers d'émanations putrides que
renferme une grande ville, il ne faut point se
dissimuler que les mesures de salubrité les plus
larges et les plus promptes ne soient d'une indispensable nécessité, et que, par conséquent, le propriétaire d'une localité semblable ne doive se sou-
mettre, sans perte de temps, à toutes les injonctions

de l'autorité et à toutes les visites domiciliaires prescrites par les gens de l'art : en conséquence, l'intérieur de chaque maison sera inspectée chaque jour par une commission composée de deux médecins et d'un commissaire de police, et soumise à une règle générale de salubrité. Cette commission, chacune dans le quartier qui lui sera assigné, s'occupera de faire disparaître toutes les causes d'infection, en indiquant aux habitans les moyens sanitaires propres à leur habitation. Les casernes, les hôpitaux, les prisons, les maisons de refuge, les pensions, seront inspectées également : c'est là où l'on mettra en usage les moyens de purification indiqués par l'état sanitaire de chaque localité, et par les commissaires chargés de ce service.

Les égoûts, les aqueducs, seront balayés et lavés chaque jour avec l'eau chlorurée ; à l'exemple d'Hippocrate on entretiendra pendant l'épidémie dans les rues étroites et humides des réchauds allumés, pour dissiper l'humidité et les mauvaises odeurs. L'autorité fera placer dans chaque quartier et dans les établissemens publics des réservoirs où chaque habitant pauvre pourra puiser la quantité d'eau chlorurée nécessaire à ses besoins.

Les provenances des pays étrangers seront surveillées, et déposées dans des lazarets vastes et isolés, où les marchandises et les voyageurs venant d'un pays infecté y subiront des quarantaines et des purifications, principalement sur tous les points du littoral maritime et sur la frontière, où la contrebande a lieu ; les entrepôts de marchandises seront soumis aux mêmes purifications.

Les maisons qui servent de refuge aux mendians seront inspectées, aérées, et fumigées chaque jour ; les pauvres de profession renvoyés dans leurs foyers ; les habitations insalubres et encombrées seront fermées, et les habitans placés, aux frais de la souscription mutuelle, dans des maisons plus saines et plus vastes. Chaque propriétaire réclamera pour son voisin auprès de l'autorité l'exécution des mesures sanitaires que nous venons de prescrire, et, notamment, celles qui regardent l'encombrement et l'insalubrité des habitations malsaines.

DES MESURES SANITAIRES

APPLICABLES AUX LOCALITÉS ET AUX FOYERS D'INFECTION.

———

Chaque propriétaire et locataire observera dans son habitation la propreté la plus rigoureuse ; il veillera avec soin à l'enlèvement des immondices et des ordures, qu'il fera transporter loin de l'habitation, et enfouir sous terre. Les fumiers seront soumis à la même règle.

La température qui convient le mieux aux habitations non infectées peut s'élever à 20° + 0 centigrades. La chaleur, par la raréfaction qu'elle détermine, est un des meilleurs moyens de purification, principalement pour les salles basses et humides, qui ne reçoivent pas de chaleur solaire.

La chimie indique six moyens de purification et d'assainissement ; savoir : 1.º la ventilation, 2.º la chaleur artificielle, 3.º la méthode absorbante, 4.º l'eau chlorurée, 5.º le chlorure de chaux sec, 6.º les fumigations de gaz chlorique : ces six moyens doivent être coordonnés quand le foyer de l'infection est intense ; dans tous les autres cas on se contentera d'employer l'eau chlorurée, le chlorure de chaux sec et la ventilation.

1.º La ventilation se pratique en établissant des courans d'air au niveau du sol des appartemens, ou bien par la raréfaction de l'air à l'aide de la chaleur artificielle : l'époque du jour qui convient le mieux à ce moyen de salubrité est le matin après le lever du soleil, et le soir avant son coucher.

2.º La chaleur artificielle est mise en usage pour opérer la raréfaction de l'air atmosphérique et pour dissiper l'humidité des appartemens et les émanations gazeuses qui se forment dans les dortoirs et les chambres à coucher : cette opération se fait en établissant dans l'intérieur des appartemens des poêles en terre cuite ou de porcelaine, ou bien des réchauds allumés, en se précautionnant d'avance contre le dégagement de l'acide carbonique. Ce moyen sanitaire est employé particulièrement dans les salles-basses et humides, et pour entretenir dans les appartemens une température uniforme et appropriée à l'intensité de l'infection : cette température ne doit pas dépasser 20º + o pour les appartemens habités; on peut la porter à 30º + o dans les localités infectées et non habitées.

3.º La méthode absorbante consiste à distribuer une couche légère de charbon pulvérisé et desséché, ou de gruau d'avoine grillé sur le sol des appartemens : le charbon pulvérisé, parfaitement sec, absorbe les miasmes et l'humidité à tel point, que les émanations gazeuses et les mauvaises odeurs qui s'échappent des latrines sont ordinairement absorbées par ce moyen. La méthode absorbante est applicable à tous les cas ordinaires de salubrité.

4.° Lorsque le foyer d'infection est éloigné d'une habitation quelconque, l'usage de l'eau chlorurée sera suffisant pour entretenir l'état sanitaire de cette habitation ; néanmoins, ce moyen sera coördonné avec la ventilation, la chaleur artificielle et la méthode absorbante pendant toute la durée de l'épidémie, quand bien même le foyer de l'infection serait éloigné ; et nous entendons, dans ce cas, par foyer d'infection toutes les localités où l'on soigne des épidémiques, même les maisons particulières, ainsi que les hôpitaux, les infirmeries, et les ateliers où l'on exploite les matières animales. L'eau chlorurée se distribue dans les appartemens et les ateliers de la manière suivante : on introduit ce liquide dans un entonnoir de verre à orifice étroit, et on en fait une distribution exacte dans toute l'étendue des appartemens et des corridors, principalement au voisinage des latrines et des fumiers. Un litre d'eau chlorurée par jour, préparée d'après le procédé que nous avons indiqué plus haut, suffit à cette dépense.

5.° Si l'habitation renferme un atelier insalubre du nombre de ceux que nous signalerons bientôt, on préférera à cette dernière le chlorure de chaux sec à la dose d'un kilogramme, que l'on distribuera sur des assiettes, et qu'on renouvelera tous les trois jours; les balayures de ce chlorure seront déposées dans la partie de l'habitation la plus insalubre et dans les latrines.

Le chlorure de chaux sec est préférable lorsque le foyer d'infection est permanent, comme dans les hôpitaux, les infirmeries et les prisons : dans ce cas, le dégagement du chlore s'opère d'une manière si lente, que les émanations miasmatiques sont absorbées au fur et à mesure qu'elles se forment.

6.° Les moyens sanitaires que nous venons d'indiquer sont applicables à tous les cas ordinaires de salubrité ; mais lorsque l'épidémie aura éclaté dans une localité, les fumigations de chlore seront coordonnées avec tous les autres moyens, selon la disposition des lieux ; cette localité sera considérée comme un foyer d'infection : l'évacuation en sera ordonnée sur-le-champ, et les habitans dispersés, aux frais de la souscription mutuelle, dans des maisons spacieuses, mieux aérées et plus salubres. Le propriétaire d'une maison infectée ne négligera aucun moyen de préserver ses voisins et lui-même des atteintes du *Cholera*. Les approches du cholérique seront soigneusement interdites, à l'exception des parens et des personnes chargées de le soigner, avec les précautions convenables, pour qu'il ne s'aperçoive pas de cet isolement. La température de la chambre du malade sera entretenue à

20°+ o centigrades. La ventilation, à l'aide des réchauds allumés, sera faite avec les précautions qu'exige le dégagement de l'acide carbonique : ce degré de chaleur est suffisant pour dissiper l'humidité , et pour opérer le renouvellement de l'air atmosphérique , en raison de la densité de l'air extérieur. Une salle de rechange , sur-tout si la maladie se prolonge , est indispensable pour faire les purifications convenables , et pour y opérer le renouvellement de l'air intérieur à l'aide des courans et des ventilateurs.

Les déjections des cholériques seront promptement enlevées, et arrosées avec l'eau chlorurée ; les fosses d'aisance destinées à recevoir ces déjections seront assainies chaque jour avec la chaux vive et le chlorure de chaux sec , d'après le procédé indiqué pour les latrines publiques ; les issues des portes et fenêtres seront bouchées avec des chiffons imbibés d'eau chlorurée , et l'entrée de la chambre du malade et des appartemens voisins sera investie d'une couche de chlorure de chaux sec répandue sur le sol ; les arrosages à l'eau chlorurée y seront ordonnés le matin après le lever du soleil : toutes les habitations à une distance très-éloignée seront soumises aux mêmes règles sanitaires.

Lorsque le malade aura succombé , ou lorsqu'il sera hors de danger, on s'empressera de purifier son appartement : cette purification s'étendra à toute l'habitation ; les caves et les galetas n'en seront

pas

pas exempts , et se pratiquera de la manière suivante :

On prendra deux livres de chlorure de chaux sec,
qu'on placera sur une terrine au milieu de la chambre ; on fermera les portes et fenêtres , et généralement toutes les ouvertures : d'un autre côté ,
on mélangera avec ménagement demi-livre d'acide
sulfurique concentré et une livre d'eau commune
dans un flacon de verre blanc ; on versera cet acide
affaibli sur le chlorure de chaux , en ayant soin
de remuer le mélange pour faciliter le dégagement
du gaz : quand ce dégagement sera à peu près ter-
miné , on ouvrira subitement toutes les ouvertures.
Le gaz chlorique dégagé pendant cette opération est
toujours suffisant pour neutraliser les émanations
miasmatiques , en absorbant l'humidité ; en outre,
la condensation de ce gaz laisse un vide qui est
rempli immédiatement par l'air extérieur ; et le
calorique qui en résulte facilite le dégagement des
miasmes et le renouvellement de l'air atmosphérique : les hardes , les habits , la plume , la laine
des matelas , et généralement tout ce qui a servi
à un cholérique doit être exposé sur une claie
d'osier aux mêmes fumigations.

Les meubles , la boiserie , le sol de la chambre , le plafond , les murs latéraux , les vases de
nuit , seront lavés avec l'eau chlorurée à l'aide
d'une éponge.

Les mêmes moyens désinfectans sont applicables

aux hôpitaux de cholériques, aux habitations malsaines, aux infirmeries, aux salles de rechange,
aux lazarets, aux prisons, et à tous les foyers
d'émanations putrides.

Ce procédé fumigatoire, qui est, de tous les
moyens, le plus efficace, est préférable à la méthode guitonienne, parce que le gaz chlorique que
fournit le chlorure de chaux est plus pur, et exempt
d'acide sulfureux ; d'ailleurs, le praticien peut
corriger l'intensité de son dégagement à l'aide de
l'ammoniaque ou de toute autre substance hydro-
génée.

L'usage des chlorures désinfectans est spécialement recommandé dans les lazarets, les hôpitaux,
les cours d'assises, les casernes, les prisons, les
pensions, les chambres de malades, les infirmeries, les fosses d'aisance, les lieux dits *à l'anglaise*,
les ateliers où l'on exploite les matières animales et
les cuirs en vert, les fabriques de colle-forte, les magasins de cornes, d'os et de chiffons, les égoûts,
les abattoirs, les boucheries, les halles au poisson,
les tanneries, les triperies, les buanderies, les
magasins de fromage, les cuves d'amidonniers, les
fosses où l'on rouit le chanvre, les friperies, les
cartonneries, les ménageries, les pigeonniers, les
poulaillers, les maisons atteintes d'une épidémie
variolique. Les chlorures sont aussi recommandés
aux employés des hospices, aux gardes-malades,
aux infirmiers, aux blanchisseuses, aux accoucheu-

ses , aux bauyaudiers , aux écorcheurs de cuirs
morts , aux vidangeurs , aux lavages des cuves et
tinettes , bandes et compresses qui servent aux pan-
semens , et , enfin , au blanchissage des hardes et
habits des cholériques : l'expérience confirme l'efficacité des chlorures dans tous ces cas.

DES MESURES SANITAIRES

APPLICABLES AUX INDIVIDUS.

Pour soustraire les individus aux dangers de l'épidémie, on doit faire concourir les moyens sanitaires déjà indiqués avec d'autres moyens hygiéniques.

La diarrhée étant ordinairement le prélude du *Cholera*, un régime adoucissant est indispensable : on évitera, par conséquent, les excès dans le boire et le manger, sans rien changer, néanmoins, au régime auquel on est habitué ; la préférence sera accordée aux alimens substantiels et de facile digestion, tels que les potages au tapioka, le rôti, le grillé, les crèmes au riz, les bouillies et les fruits mûrs.

Toute lecture capable d'exalter l'imagination sera interdite ; on évitera aussi les émotions vives qu'occasione l'aspect des cholériques.

Le corps sera mis à l'abri de l'influence atmosphérique à l'aide de gilets de flanelle ; l'usage des caleçons et des chaussons de laine sera ordonné ; toutes les parties du corps seront mises à l'abri des transitions subites de température, principalement en hiver et en automne : on renoncera aux remèdes d'habitude, tels que les purgatifs et les relâchans.

La classe pauvre sera pourvue de vêtemens chauds, de logemens spacieux et d'une nourriture saine.

La chaleur fatigante qu'éprouvent les cholériques, malgré le refroidissement de la partie extérieure du corps, annonce que la chaleur vitale se développe à l'intérieur d'une manière excessive : la sécheresse de la fibre, la maigreur générale qui paraît être la suite de ce développement de chaleur, indiquent qu'il faut entretenir une moiteur salutaire à l'aide des gilets de flanelle, d'un exercice modéré, et de boissons délayantes susceptibles de ramener cette chaleur du centre à la circonférence.

Les boissons délayantes, jointes aux demi bains et aux lavemens, lubrifient les organes, humectent la fibre, et ramènent la chaleur à l'extérieur par la diaphorèse : l'humidité de la fibre rend le système nerveux moins contractile et moins impressionnable aux influences électriques ; et comme les humeurs aqueuses se dissipent promptement par les déjections pendant la durée de cette effrayante maladie, il est essentiel de faire sa provision à l'avance, avec d'autant plus de raison, que la sécheresse de la fibre et l'absence de l'humidité radicale, en isolant l'électricité animale, peuvent devenir une cause secondaire des spasmes et des convulsions qui caractérisent cette maladie.

Les boissons délayantes à la dose de deux verres par jour, l'un le matin, et l'autre le soir, dont on peut faire usage pendant l'épidémie, sont les infusions de thé, de tilleul ou de mélisse, édulcorées avec le sirop de gomme.

L'usage de la glace, comme moyen hygiénique, sera interdit : le défaut de la glace est d'emprunter la chaleur aux corps environnans par voie de rayonnement ; introduite dans l'estomac, elle soutire la chaleur vers cet organe, inconvénient qu'il faut éviter. Par la même raison les boissons froides et glacées doivent être défendues : les infusions que nous avons prescrit conservent, malgré leur refroidissement, une température plus appropriée au cas dont il s'agit.

Les moyens que je viens d'indiquer doivent être coordonnés avec les préservatifs. Les essences chlorurées sont les seules qui méritent de fixer notre attention, parce qu'elles offrent l'avantage de corriger l'insalubrité de l'air qu'on respire, de ranimer l'énergie vitale, et de rendre le corps moins impressionnable aux émanations miasmatiques : les préservatifs destinés à l'intérieur ne seront mis en usage que sur l'ordonnance du médecin.

L'essence chlorurée s'emploie en frictions. On en verse quelques gouttes sur le creux de la main ; on s'en frotte les tempes, le front, et toute la partie antérieure du cou, matin et soir : cette essence peut remplacer l'eau de Cologne pendant la durée de l'épidémie, dans le lavage des différentes parties du corps : quelques gouttes suffisent dans une certaine quantité d'eau. Les personnes obligées de fréquenter les hospices, les infirmeries, les salles de cholériques et les prisons, peuvent en répandre sur leurs habits à l'aide de flacons portatifs.

Le linge de corps sera renouvelé trois fois par semaine au moins ; les habits et vêtemens de rechange seront aérés et brossés tous les jours : les employés des hospices, des prisons et autres lieux, les exposeront de temps en temps aux vapeurs du chlore ; les gardes-robes où l'on dépose le linge sale seront soumises aux mêmes purifications ; les matelas, les couvertures de laine seront renouvelés et aérés, principalement en été ; les gilets, les caleçons de rechange, seront lavés et sechés au soleil, et, à défaut, au feu des foyers.

Les enfans observeront les mêmes mesures de salubrité : la propreté, une bonne nourriture, des vêtemens chauds, sera le régime auquel ils seront soumis ; les alimens relâchans, tels que les prunes, les fruits verts, les abricots, leur seront défendus ; l'usage des autres fruits ne leur sera accordé qu'avec certaines précautions : les boissons délayantes pourront être remplacées par la crème de riz faite à chaud, les bavaroises préparées avec la tisane d'orge et le sirop d'orgeat ou de gomme.

Si le *Cholera* prend le caractère typhoïde, on remplacera les boissons délayantes par les tisanes acidulées, la limonade cuite, le sirop de groseille, de framboise, de limon et de vinaigre framboisé.

L'isolement absolu étant impraticable, je ne m'en occuperai pas ; je me contenterai de dire seulement qu'il convient, en temps d'épidémie, d'éviter tout foyer d'infection, et choisir de préférence les habitations isolées et exposées au grand air.

Les mesures sanitaires que prend l'autorité de la ville de Toulouse pour préserver la population contre l'invasion de l'épidémie ne laisse rien à désirer, quant à la sagesse de ses dispositions ; néanmoins, afin que chaque habitant puisse, de son côté, seconder sa bienveillante sollicitude, il était essentiel de rendre la science prophylactique intelligible à tout le monde. Tous mes efforts ont eu cet objet en vue : si mon but a été atteint, je trouverai ma récompense dans la bienveillance de mes concitoyens, et dans la conscience d'avoir bien fait.

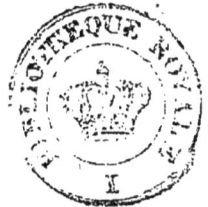

FIN.

www.ingramcontent.com/pod-product-compliance
Lightning Source LLC
Chambersburg PA
CBHW071429200326

41520CB00014B/3621